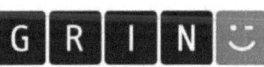

Der Zusammenhang von Gesundheit und Bildung. Relevante Faktoren für die Lebensqualität

Benjamin Mann

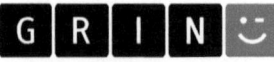

Bibliografische Information der Deutschen Nationalbibliothek:

Die Deutsche Nationalbibliothek verzeichnet diese Publikation in der Deutschen Nationalbibliografie; detaillierte bibliografische Daten sind im Internet über http://dnb.d-nb.de abrufbar.

ISBN: 9783346849175
Dieses Buch ist auch als E-Book erhältlich.

Druck und Bindung: Books on Demand GmbH, Norderstedt Germany
Gedruckt auf säurefreiem Papier aus verantwortungsvollen Quellen

Das vorliegende Werk wurde sorgfältig erarbeitet. Dennoch übernehmen Autoren und Verlag für die Richtigkeit von Angaben, Hinweisen, Links und Ratschlägen sowie eventuelle Druckfehler keine Haftung.

Das Buch bei GRIN: https://www.grin.com/document/1342373

IB Hochschule

Fakultät Gesundheit und Sozialwissenschaften

Gesundheitspädagogik – Modul 6.1

Hausarbeit

Zusammenhang Gesundheit und Bildung

Benjamin Mann

6. Fachsemester

18.08.2020

Inhaltsverzeichnis

1 Einleitung

„Gesundheit? Das ist eine stark gesellschaftsprägende Metapher geworden, und das Definitionsmonopol dessen, was gesund ist, was krank ist, hat die Medizin sich angeeignet, weshalb sollten wir das akzeptieren? ..." (Ittlich, z.n. Goettle, 2001, S. 4). Neben der Medizin, dies ist unlängst bekannt, gibt es weitere beeinflussende Faktoren auf die Gesundheit. In der modernen Medizin ist die reine pathologische Sichtweise auf die biologischen Abläufe nicht mehr zeitgemäß. Das von Engel konzipierte bio-psycho-soziale Krankheitsmodell stellt eine Verbindung zwischen organischen, psychischen und psychosomatischen Erkrankungen dar, da jede Erkrankung biologische, psychologische oder soziale Faktoren, Auslöser oder Folgen hat (Engel, 1976). Der sozioökonomische Status wird oftmals mit Bildung in Verbindung gebracht und beeinflusst nach dem bio-psycho-sozialen Krankheitsmodell unweigerlich auch die Gesundheit. Seit Mitte des 19. Jahrhunderts wächst die Lebenserwartung und kann mit einer Verbesserung der Gesundheitsversorgung, den besseren Arbeitsbedingungen und der wachsenden Bildung in Bezug gebracht werden. Der Zusammenhang zwischen niedrigem Bildungsabschluss und gesunder Lebensführung zeigt sich meistens erst nach Jahren. Dies ist abhängig von begleitenden Lebensumständen, dem Gesundheitsverhalten und den finanziellen Möglichkeiten einer Person (Sassi, 2010). 45-jährige Männer mit einem Allgemeinen Abitur oder Fachhochschulabschluss haben im Vergleich zu denen mit einem Hauptschulabschluss eine höhere Lebenserwartung von rund 5,3 % (Lampert et al., 2005, S. 252). Einer Studie zufolge steigt die Lebenserwartung durch das steigende Bildungsniveau. Dennoch variieren die Krankheitshäufigkeiten. Diese ist bei Hauptschulabsolvent/innen häufiger als bei Abiturient/innen anzutreffen (Gärtner, 2002). Diese gesundheitliche Ungleichheit der sozioökonomischen Schichten sind bereits Bestandteil von Politik, Bildung und Public Health. Begriffe wie Gesundheit, Krankheit aber auch das System der Bildung sind genauer zu klären bevor Ursächlichkeiten von Gesundheit und Bildung dargestellt werden. Dies ist insofern bedeutend da diese beeinflusst werden können.

2 Gesundheit und Krankheit

"Die Gesundheit ist ein Zustand des vollständigen körperlichen, geistigen und sozialen Wohlergehens und nicht nur das Fehlen von Krankheit oder Gebrechen." Verfassung der Weltgesundheitsorganisation (WHO) von 1946 (WHO, 2020). Eine Definition die nicht nur

Befürworter, sondern auch Kritiker hervorruft. Im Sinne der Salutogenese ist dieser jedoch treffend erläutert, da er die Dimension der Gesundheit erweitert. Eine weitere Definition zielt eher auf die pathologische Betrachtungsweise ab, die anfänglich als nicht zeitgemäß beschrieben wurde. "Das subjektive Empfinden des Fehlens körperlicher, geistiger, seelischer Störungen oder Veränderungen bzw. ein Zustand, in dem Erkrankung und pathologische Veränderungen nicht nachgewiesen werden können. [...]" Des Weiteren wird der Sozialversicherungsrechtliche Zustand wie folgt beschrieben: "[...] Zustand aus dem Arbeits- bzw. Erwerbsfähigkeit resultiert." (Hildebrandt et al., 1998, S. 571). Man könnte auf Grundlage dieser Definition davon ausgehen, dass ein subjektives Empfinden allein genüge, um erwerbstätig zu sein. Die Fähigkeit erwerbstätig zu sein ist bei der Gruppe chronisch kranker Menschen, bspw. Diabetiker Typ I, zu kurz gedacht, da diese sehr wohl eine Teilhabe an der Arbeitswelt haben. In einer von Faltermeier initiierten qualitativen Interviewstudie wurden 40 Personen nach subjektiven Gesundheitstheorien befragt. Er fasste diese im Anschluss zu 10 unterschiedlichen Typen von Theorien zusammen: Gesundheit als Schicksal, Gesundheit als Folge von biologischen Prozessen, Gesundheit als Folge von Umwelteinflüssen, Risikofaktorentheorie der Gesundheit, Bewegungstheorie der Gesundheit, Ernährungstheorie, Gesundheit als Folge von Arbeitsbelastung, Theorie der Regeneration, Bewältigungstheorie sowie die Theorie der psychosomatischen Gesundheit (Faltermaier et al., 1998, S. 42). Bei der Definition des Gesundheitsbegriffs geht er von einer Multidimensionalität aus, welche die Abwesenheit von Krankheit, die funktionale Leistungsfähigkeit, das Reservoir an Energie und Stärke sowie das körperliche und psychische Wohlbefinden beinhaltet (Faltmaier, 1994, S. 166). Der westliche Kulturkreis verbindet mit Gesundheit einen bewahrenden oder durch Therapie wiederherstellungsfähigen Lebensstil. Die Hygiene postuliert einen bewahrenden Lebensstil, da durch eine angemessene Lebensführung die Gesundheit bewahrt werden kann. Eine weitere Zugangsmöglichkeit der Medizin stellt durch die Symbolik "Äskulap" die Fähigkeit der Wiederherstellung der gleichen dar (Hörmann, 2009, S. 38).

Im Gegensatz dazu wird Krankheit wie folgt dargelegt und stellt nach der Definition der WHO das Gegenteil von Gesundheit dar. "Störung der Lebensvorgänge in Organen oder im gesamten Organismus mit der Folge von subjektiv empfundenen bzw. objektiv feststellbaren körperlich, geistigen bzw. seelischen Veränderungen. [...]" Ferner wird das Sozialversicherungs- und arbeitsrechtliche Gesetz wie folgt definiert: "[...] der regelwidrige Körper- oder Geisteszustand, der in der Notwendigkeit einer Heilbehandlung (wobei bereits die Erforderlichkeit einer Diagnosestellung genügt) oder der Arbeitsunfähigkeit wahrnehmbar zutage tritt." (Hildebrandt et al., 1998, S. 867).

Aaron Antonovsky leitet mit dem Modell der Salutogenese einen Paradigmenwechsel in der Betrachtung von Gesundheit ein. Diese salutogenetische Fragestellung bezieht sich nicht auf die Entstehung von Krankheiten, sondern versucht Faktoren zu nennen die es ermöglichen trotz extremer Belastungen nicht zu erkranken. Die Pathogenese versucht die Entstehung von Krankheit zu beschreiben und beschäftigt sich mit deren Behandlung. Die salutogenetische Betrachtungsweise geht nicht von einer gegensätzlichen Betrachtungsweise der Gesundheit aus, sondern sieht die Person als gesund und gleichzeitig krank an. Er wirft daher die salutogenetische Frage auf, wie ein Mensch mehr gesund und weniger krank wird (Bengel et al., 2009, S. 24). Antonovsky kritisiert die strikte Trennung von Krankheit und Gesundheit und beschreibt es als Lebensprozess anhand eines Gesundheits-Krankheits-Kontinuum, bei der sich die Person auf einer Achse befindet. Gesundheit und Krankheit sind dabei die gegensätzlichen Pole, die in ihrer Vollkommenheit nicht erreichbar sind. Von Interesse ist insofern wie weit oder nah man sich einem Pol durch unterschiedliche Faktoren annähert (Antonovsky, 1997, S. 22f). Zur Bewältigung von belastenden Stresssituationen sowie zur Erhaltung und Verbesserung der Gesundheit sind entscheidende individuelle, soziale und kulturelle Ressourcen notwendig. Diese sind unter anderem Intelligenz, Bewältigungsstrategien, finanzielle Möglichkeiten, soziale und kulturelle Stabilität. Antonovsky bezeichnet dies als „generalisierte Widerstandsressourcen". Genauer betrachtet ist die Generalisierung auf alle Arten von Situationen anwendbar und wirksam. Die Widerstände, die es zu überwinden gilt, werden bei erhöhter Widerstandsfähigkeit in Abhängigkeit mit den Ressourcen stärker wirksam. Somit hat eine widerstandsfähige Person ein ausgeprägtes Kohärenzgefühl (Bengel et al., 2009, S. 34). Die individuelle, kognitive und affekt-motivationale Grundhaltung einer Person zum Erhalt der Gesundheit, bei gleichen äußeren Einflüssen, hängt von vorhandenen Ressourcen ab. Dieses Kohärenzgefühl („sence of coherence" SOC) eines Individuums ist für die Positionierung auf dem Gesundheits-Krankheits-Kontinuum von Bedeutung. Die Grundhaltung, das Leben als prinzipiell sinnvoll zu erachten aber auch auf intrinsische und extrinsische Ressourcen zurückgreifen zu können, setzt sich aus den folgenden drei Komponenten zusammen. Dazu gehört das Gefühl der Verstehbarkeit, das Gefühl von Handhabbarkeit und das Gefühl von Sinnhaftigkeit (Antonovsky, 1997, S. 33ff). Ein Paradigmenwechsel hat in den letzten Jahren stattgefunden, denn die reine pathogenetische Betrachtung der Umstände einer Krankheitsentstehung kommt zu kurz.

Durch das Modell der Salutogenese, welches die Krankheitsfaktoren nicht alleinstehend betrachtet, sondern die Möglichkeit durch Ressourcenbildung die Gesundheit aufzubauen, erweitern und erhalten zu können beschreibt, ist es unerlässlich einen Blick auf die Entwicklung von Ressourcen zu werfen. Eine dieser Ressourcenbildung findet sich im System der Bildung wieder.

3 Das System Bildung

„Bildung ist das, was übrigbleibt, wenn wir vergessen, was wir gelernt haben!" (Wood, 2020). Ein bekanntes Zitat des britischen Politikers Edward Frederick Lindley Wood, welches die Prägnanz bleibender Bildung veranschaulicht. Die Begriffe der Bildung sind vielfältig und wurden auf unterschiedlichste Art beschrieben und definiert. Das Individuum mit seiner Selbstentfaltungsmöglichkeit steht Humboldts Bildungsverständnis zu Grunde und nicht rein dem Interesse des Staates. Für die Allgemeine Bildung einer selbst reflektierenden vielseitigen Persönlichkeit solle der Einzelne aus eigener Kraft befähigt werden. Eine vielseitige Wissensvermittlung ist dabei hilfreich und anzustreben, die nur ermöglicht werden kann, wenn Freiräume eingeräumt werden und gezielte Inhalte den Prozess individuell gestalten (Raithel et al., 2009, S. 120). Dies bringt zum Ausdruck, dass die Person durch Bildung dazu befähigt wird, reflexionsfähig zu agieren und einen, in Bezugnahme auf Gesundheit förderlichen Lebensstil zu pflegen. Eine weitere Definition der Bildung spricht von der aktiven selbstständigen Gestaltung der Kenntnis- und Fertigkeitsaneignung zur Selbstreflexionsfähigkeit und dem Führen eines kultivierten Lebensstils (Raithel et al., 2009, S. 36). Auch dies beschreibt die Prägnanz der Bildung von Gesundheitsressourcen auf dem von Antonovsky beschriebenen Gesundheits-Krankheits-Kontinuum. Der Bildungsbegriff wird durch die Perspektive, dass erziehungswissenschaftliche Denken, Forschen und Handeln durch die kontinuierliche Entwicklung des Menschen und den Aufbau von Wissen im Zentrum steht, dargestellt (Marotzki et al., 2009, S. 107–108). Für Bildung ist das entscheidende Kriterium die persönliche Verantwortungsübernahme (Weniger, 1958, S. 138). Auch Klafki erforschte die Verantwortungsbereitschaft in Bezug auf Bildung. Demnach soll die Schule ein Ort der Verantwortungserziehung darstellen und dabei die gesellschaftliche Wirklichkeit nicht außer Acht lassen (Klafki, 1975). Bildung zielt auf das Potential des Individuums ab, dabei steht die Ausbildung von Selbst- und Weltreferenzen im Zentrum (Marotzki et al., 2009, S. 169). Die Bildung von Orientierungswissen wird in unserer Kultur vernachlässigt jedoch wird bei der Akkumulation von Verfügungswissen ein verstärkter Fokus gesetzt. Beide Arten werden jedoch benötigt da sich das Individuum die

Dinge der Welt durch das Verfügungswissen aneignet und für die Reflexionsfähigkeit Orientierungswissen benötigt welches unter anderem für die Ziel- und Zweckdefinierung unumgänglich ist (Mittelstraß, 2002, S. 164). Die persönliche Verantwortungsübernahme, ein Leben erfolgreich und gesundheitsförderlich zu führen, wird maßgeblich durch Bildung beeinflusst. Demzufolge ist es eine pädagogische, politische, aber auch gesellschaftliche Pflicht eine ganzheitliche Bildungsaffinität in der Gesellschaft zu begünstigen, um die Ungleichheiten einzuebnen und Bildungsarmut zu verringern.

Um einen Überblick des aktuellen Bildungsstandes in Deutschland zu bekommen, werden nachfolgend einige prozentuale Angaben des Statistischen Bundesamt aufgelistet. Dies ist insofern von Nutzen, um den Zusammenhang von Bildung und Gesundheit konkreter zu erörtern. Nach den aktuellen Zahlen des Statistischen Bundesamtes konnten bei Personen über 15 Jahre folgende Schul- und Berufsabschlüsse verzeichnet werden. 30,4 % mit einem Hauptschulabschluss, 23,1 % mit mittlerem Abschluss, 31,9 % mit Fachhochschul- oder Hochschulreife, 47,5 % schlossen eine Lehre im dualen System ab, 2,2 % absolvierten ein Bachelorabschluss, 1,4 % einen Masterabschluss, 12,9 % ein diplomierter beruflicher Abschluss und 25,6 % ohne beruflichen Bildungsabschluss. Eine relativ hoher Anteil von 16,7 % sind in keiner schulischen oder beruflichen Bildung (Destatis Statistisches Bundesamt, 2019).

4 Der Zusammenhang von Bildung und Gesundheit

Der Zusammenhang von Bildung und Gesundheit kann auf Grundlage differenzierter Betrachtungswinkel kompliziert erscheinen, wenn man davon ausgeht, dass in Deutschland, ob in niedrigen sowie auch hohen sozialen Schichten, die meisten keinen Hunger leiden müssen oder obdachlos sind. Neben den direkten Faktoren, die unsere Gesundheit beeinträchtigen können, wie etwa eine ungesunde Ernährungsweise muss es auch indirekte geben. Faktoren für einen schlechten Gesundheitszustand korrelieren mit mangelhafter Bildung, niedrigem beruflichen Status und mangelnden finanziellen Ressourcen (Mielck & Helmut, 2016, S. 493). Von Interesse erscheint auch eine Studie die darauf hindeutet, dass rund die Hälfte aller gesundheitlichen Probleme nicht auf direkte Faktoren zurückzuführen sind (Lynch et al., 2006). Eine weitere prospektive Studie aus Heidelberg die den Zusammenhang eines niedrigen Bildungsniveaus mit einer erhöhten Prävalenz von Multimorbidität erforscht, kann dies nur teilweise nachweisen. Der erhöhte BMI stellt ein in dieser Studie erhöhten Risikofaktor der Gesundheit dar, dennoch kamen die Autoren zu dem Ergebnis, dass indirekte Faktoren einen Einfluss auf gesundheitliche Probleme nehmen müssen (Nagel et al., 2008). Indirekte Faktoren wie Lärmbelästigung, Luftverschmutzung oder auch mangelnde zeitliche Reserven sind einige davon, die trotz eines ausgewogenen gesunden Lebensstils und Bildung Einfluss auf die Gesundheit nehmen können.

Die sozialen Unterschiede im Gesundheitszustand lassen sich auf zwei verschiedene Arten erklären. Den sozio-ökonomischen Status, der den Gesundheitsstatus beeinflusst oder der Gesundheitsstatus, welcher den sozio-ökonomischen Status beeinflusst. Oftmals wird die Betrachtungsweise, so wie auch in dieser Ausarbeitung, auf die Beeinflussung des Gesundheitsstatus durch den sozio-ökonomischen Status gelegt (Mielck, 2008, S. 41).

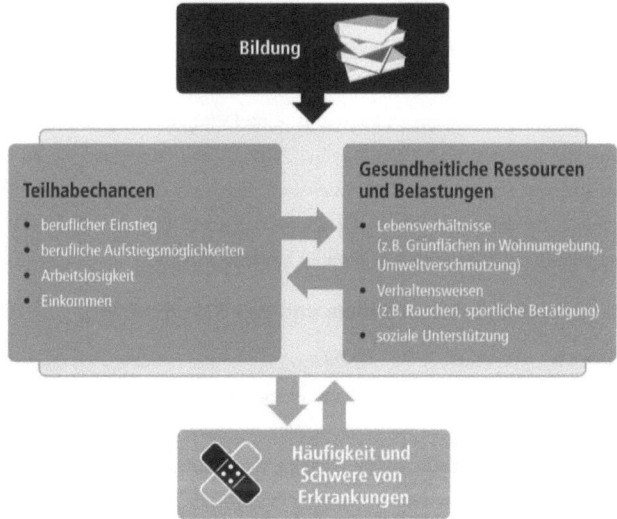

Abbildung 1: Schematische Darstellung des Zusammenhangs zwischen Bildung und Gesundheit (Mielck et al., 2012, S. 11)

Die schematische Darstellung des Zusammenhangs zwischen Bildung und Gesundheit verdeutlicht die Beeinflussung von Bildung auf die Teilhabechancen in der Gesellschaft sowie auch die gesundheitlichen Ressourcen und Belastungen. Diese können in Wechselwirkung zueinanderstehen. Auch die Häufigkeit und Schwere von Erkrankungen können, neben der Bildung, auf die bereits oben genannten Bereiche Einfluss nehmen und in Wechselwirkung stehen. Jedoch besteht die Möglichkeit durch gesundheitliche

Ressourcen und Belastungsfähigkeiten sowie auch gesellschaftliche Teilhabe den Erkrankungen entgegenzuwirken (Mielck et al., 2012, S. 11). In dieser Gedankenfolge muss nochmals Antonovskys beschriebene generalisierte Widerstandskraft genannt werden, die als Ressource zur Überwindung von Problemen dient. Die Handlungskompetenz, welche durch Bildung erweitert wird, ist folgendermaßen definiert. Bezogen auf unterschiedliche Handlungsfelder wie bspw. Beruf, gesunde Lebensführung u.a. ist es die Kompetenz, die dazu befähigt diese kognitiv zu bewerten, zu analysieren und entsprechende Handlungen zur Bewältigung von Aufgaben durchzuführen. Dazu gehört auch die motivationale Orientierung. Man spricht dabei auch von Fertigkeiten oder Kenntnissen (Schweizer, 2006, S. 134). Die erworbene Handlungskompetenz durch Bildung kann zur Führung eines gesundheitsförderlichen Lebensstils beitragen oder zur Einordung und Bewältigung von belastenden Ereignissen dienen. In Deutschland spricht man von unzureichender Bildung, wenn Personen keine berufliche Qualifikation aufweisen (Allmendinger et al., 2011). Um die Teilhabechance genauer beurteilen zu können ist eine Differenzierung von ausreichender und unzureichender Bildung nötig (Mielck et al., 2012, S. 12). Ausreichende Bildung, die hier in Zusammenhang mit beruflichen Chancen steht, zeigt auf, dass sicheres Einkommen die Teilhabechancen in der Gesellschaft erhöhen (Mielck et al., 2012, S. 12). Die Schule als Ort der Bildungsstätte muss demzufolge genauer betrachtet werden.

4.1 Schule als Bildungsstätte / Schule und ihre Schulformen

Die Zusammenhänge von Gesundheit und Bildung können unterschiedlich dargestellt und von verschiedenen Betrachtungsweisen beschrieben werden. Im Mittelpunkt steht für Kinder und Jugendliche die Schule als zentrale Wirkungsstätte der Bildung. Da jedes Kind und jeder Jugendliche verpflichtet ist die Schule zu besuchen, ist es ein Ort an der Gesundheit gelehrt werden kann. Dort treffen unterschiedliche Peer Gruppen und Kulturen aufeinander und ein reger sozialer Kontakt findet statt. Jugendliche und Kinder können gemeinsam mit einem Gesundheitslehrziel erreicht werden. Daher eignet sich diese Einrichtung, um Präventionsmaßnahmen oder auch Drogen- und Gesundheitsberatungen durchzuführen. In diesem Sinn ist die Lehrperson von großer Bedeutung aber auch das interdisziplinäre Zusammenarbeiten unterschiedlichster Schulformen. Die Individuelle Gesundheitserziehung durch den Lehrkörper ist durch die meist langjährige Begleitung und emotionale Bindung gegeben. Ferner können gezielte Gesundheitsthemen altersspezifisch thematisiert werden. Wie nachfolgend dargestellt konnten in der Vergangenheit diverse Präventionsmaßnahmen durchgeführt werden wie bspw. die Gewaltprävention (Verbeck &

Petermann, 1999), die HIV Aids Prävention (Kleiber et al., 1998) oder die Suchtprävention (Bruvold, 1993). Begleitet wurde diese damals wie auch heute von Radio- oder TV-Spots sowie großflächigen Printkampagnen wie bspw. Litfaß oder Werbetafel Beklebungen. Neben der Bildung des einzelnen Individuums als reflexionsfähige und vielseitige Persönlichkeit ist die Gesundheitserziehung Teilaufgabe der Schulen.

Neben dem Zustand, dass die Schule als Einrichtung für Präventionsmaßnahmen instrumentalisiert wird, kann ein weiterer Zusammenhang zwischen Bildung und Gesundheit betrachtet werden, inwieweit die Schulform Einfluss auf die Gesundheit bei Kindern und Jugendlichen nehmen kann. Altenhöher, Philippi und Böcken konnten in einer Studie feststellen, dass eine niedrige schulische Bildung sowie auch der niedrige soziale Status einen negativen Einfluss auf den Gesundheitszustand nehmen, im Vergleich zu Menschen mit höherer Bildung und Status. Auffallend ist daneben eine Korrelation mit häufig auftretender chronischer Erkrankung und dem Hauptschulabschluss. Je höher die schulische Bildung desto niedriger die chronische Erkrankung (Altenhöner et al., 2014, S. 21). Auch das gesundheitsbewusste Verhalten korreliert mit den sozialen Schichten. Je niedriger die soziale Schicht desto geringer das positive Gesundheitsverhalten des Einzelnen, konnten Altenhöher, Philippi und Böcken feststellen (2014, S. 22). Eine weitere Studie konnte ähnliches erfahren. Hauptschüler/innen beklagen im Vergleich zu Gymnasiast/innen öfter mit gesundheitlichen Beeinträchtigungen konfrontiert zu sein (Bohn et al., 2010, S. 293). Nach einem Bericht des Bundesministeriums für Bildung und Forschung schafften nur 45,3 % der Hauptschulabsolventen einen direkten Weg zur Ausbildung. Die Industrie- und Handelskammer weist in ihrem Lehrstellenangebot eine Mindestqualifikation der mittleren Reife von 62,3 % aller Lehrstellen auf. Eine prekäre Situation besteht auch bei den 20 bis 34-jährigen die 1,95 Millionen Menschen ohne Berufsausbildung darstellt (Bundesministerium für Bildung und Forschung, 2017, S. 135).

4.2 Arbeitslosigkeit

Vor dem Hintergrund, dass Arbeitslosigkeit bei Personen mit niedriger Bildung häufiger vorzufinden ist, ist es nicht erstaunlich zu betrachten, dass diese Personengruppe häufiger Probleme mit der Gesundheit aufweist. Die Sorge um den eigenen Arbeitsplatz spielt dabei auch eine entscheidende Rolle. Dies belegen Zahlen der Gesundheitsberichterstattung 2015 des Robert-Koch-Institutes (RKI) deutlich. Eine um 63 % höhere Anzahl an Krankheitstagen im Vergleich zu sicher beschäftigten Frauen sind bei Arbeitssuchenden von weniger als einem Jahr anzutreffen. Eine Steigerung auf 105 % ist in der Gruppe der langzeitarbeitslosen Frauen vorzufinden. Sogar der Zustand der Unsicherheit eines bestehenden Arbeitsverhältnisses erhöhte die Krankheitstage auf 35%. Bei den Männern lagen diese im Schnitt höher aber im Verhältnis gleichauf. Die Beanspruchung der medizinischen Versorgung ist bei Arbeitslosen deutlich erhöht, sowie auch eine häufig auftretende Arbeitsunfähigkeit (Robert-Koch-Institut, 2015, S. 166). Hierbei muss die Frage gestellt werden ob die Krankheit nicht Auslöser der Arbeitslosigkeit ist und dadurch in der Biografie verortet ist. In Deutschland, wie auch in ganz Europa, ist der Bildungsstand entscheidend bei der Sicherung eines Arbeitsplatzes. Je höher der Schulabschluss desto geringer die Wahrscheinlichkeit arbeitslos zu sein. Dies zeigen auch die aktuellen Zahlen aus dem Jahr 2017. Bei einem Bildungsstand unterhalb des Primarbereiches und oder Sekundarbereiches 1 liegt die Arbeitslosenquote bei 9 %. Bei Personen mit einem Bildungsstand des Sekundarbereiches 2 verringert sich die Arbeitslosenquote auf 3,3 %. Im Tertiärbereich sinkt diese nochmals um 1,3 % auf 2,0 % der Arbeitslosenquote (Bundeszentrale für politische Bildung, 2019). Die Berufschancen erhöhen sich bei Personen mit höherem Bildungsabschluss (Maaz et al., 2020, S. 19). Ein Zugang zu besserer medizinischer Versorgung oder auch Ernährung kann diesbezüglich bedingt sein. Auch ein verbessertes psychisches Wohlbefinden aufgrund der Arbeitsplatzsicherheit ist gegeben. Der Anteil geringfügig Beschäftigter ist bei Personen ohne einen Berufsabschluss erhöht (Maaz et al., 2020, S. 19). Die Gründe dafür sind mannigfaltig. Schüler oder Studenten ohne abgeschlossene Ausbildung sowie auch Hausfrauen gehören neben Personen mit mehreren Minijobs zu dieser Gruppe. Demzufolge sind nicht alle Personen in einer prekären Lage. Die Höhe des Bildungsstandes einer Person entscheidet über die Erfolgsaussichten einen Arbeitsplatz zu besitzen sowie die Gefahr arbeitssuchend zu sein. Ebenso verringert sich die Bereitschaft Teilhabe in der beruflichen Welt zu sein (Nationaler Bildungsbericht, 2016, S. 182).

4.3 Morbidität, Mortalität, Lebensqualität und Lebensverhältnisse

Die Morbidität, Mortalität und Lebensqualität stehen ebenfalls in einem Verhältnis zu geringer Bildung. Bei Frauen mit einem Sonderschulabschluss ist die Inzidenz der Totgeburt gegenüber Frauen mit einem höheren Bildungsabschluss deutlich erhöht sowie die Kinder- und Säuglingssterblichkeit (Hurrelmann, 2006, S. 27). Einer prospektiven Studie über den beruflichen Status, Schul- und Berufsausbildung und ischämische Herzkrankheiten zufolge konnte, bei Personen mit niederer schulischen Bildung ohne Berufsausbildung gegenüber Personen mit einem Hochschulabschluss ein um viermal höheres Risiko ein akutes

Koronarsyndrom zu erleiden nachgewiesen werden (Peter et al., 2003, S. 53). Eine weitere Studie beschreibt ein ähnliches Verhältnis zwischen unzureichender Bildung und dem Risiko einen Herzinfarkt zu bekommen. Demzufolge konnte bei Männern mit niedriger Bildung ein sechsmal höheres Risiko einen Herzinfarkt zu erleiden belegt werden (Geyer et al., 2006, S. 806). Neben dem erhöhten Risiko einen Herzinfarkt zu erleiden konnte bei einer fünfjährigen prospektiven Beobachtungsstudie auch der Zusammenhang der Gesamtmortalität bewiesen werden. Diese ist bei ungebildeten Männern zweifach so hoch. Bei Frauen hingegen konnte kein Zusammenhang festgestellt werden. (Lampert et al., 2005, S. 39–43). Die Lebenserwartung ist bei Personen ohne schulischen Abschluss am niedrigsten (Kreuter, 1995). Der Gesundheitsberichterstattung Brandenburg zufolge ist bei Kindern aus niedrigen sozialen Schichten die Zahn- und Mundhygiene mangelhaft. (Ministerium für Arbeit, Soziales, Gesundheit und Familie des Landes Brandenburg, 2008). Auch auf die Lebensqualität wirkt sich der Bildungsstand aus. Personen aus niedrigen Bildungsschichten haben eine niedrige Lebensqualität, der sich von den höheren Bildungsschichten deutlich abgrenzt. In Zusammenhang mit chronischen Erkrankungen beider Bildungsschichten konnte auch dort eine höhere Lebensqualität bei Personen mit hoher Bildung ermittelt werden (Mielck et al., 2010). Neben dem geringeren Einkommen, dem erhöhten Arbeitslosenrisiko und dem erhöhten Erkrankungsrisiko kommt eine weitere Belastung durch mangelnde Lebensqualität hinzu. Diese wiederum wird von den anderen beeinflusst und eine Abwärtsspirale setzt sich fort, welche durch Bildung durchbrochen oder gebremst werden kann. Lebensverhältnisse können aufgrund von Lärmbelästigung durch ungünstige Wohnverhältnisse oder andere Belastungen gemindert werden und wirken negativ auf den Gesundheitszustand ein (Mielck & Andreas, 2012, S. 141).

Weltweit ist feststellbar, dass besser ausgebildete Personen einen höheren Lebensstandard sowie Einkommen aufweisen. (Nationaler Bildungsbericht, 2016, S. 184). Dem OECD Bericht zufolge sind die Einkommensverhältnisse von Hochschulabsolventen gegenüber Personen mit einem Sekundarstufen Abschluss 2 um 50 % höher. Dies konnte man in den meisten Staaten feststellen (OECD, 2000, S. 146). In Deutschland kann man vergleichbare Zahlen erkennen. In der Altersgruppe der 17 bis 65-Jährigen erhalten Personen mit einem Universitätsabschluss 51 % höhere Gehälter. Bei den Fachhochschulabsolventen liegt dieser bei einem höheren Einkommen von 39 %. Im Vergleich zu den Personen mit Berufsausbildung hat die Gruppe ohne Abschluss ein um 18 % niedrigeres Einkommen (Nationaler Bildungsbericht, 2016, S. 184). Die Einkommensverhältnisse spiegeln sich auch in der Lebenserwartung nieder. Bei Frauen verringert sich die Lebenserwartung um acht

Jahre und bei Männern um elf Jahre aufgrund minderer Einkünfte. Dem Gesundheitsbericht des RKI zufolge korreliert dies auch mit häufigerem erkranken an Herzinfarkt, Schlaganfall oder Diabetes und weitere. Auch bei Kindern und Jugendlichen konnte festgestellt werden, dass ungesunde Ernährung, Adipositas oder ADHS häufiger auf das defizitäre finanzielle Einkommen der Eltern zurück zu führen sind (Robert-Koch-Institut, 2015, S. 149–154).

4.4 Sport und Bewegung

Ein weiterer Aspekt, der den Zusammenhang von Gesundheit und Bildung darstellt, findet sich in der sportlichen Aktivität wieder. Sportliche Betätigung und gesunde, ausgewogene Ernährung sind für die Entwicklung eines Kindes von hoher Bedeutung und empirisch belegt (Eime et al., 2013). Laut einer Studie der WHO bewegen sich 84 Prozent der 11 bis 17-Jährigen in Deutschland nicht ausreichend (Guthold et al., 2020, S. 28). Auch eine Studie aus dem Jahr 2016 mit fast 2 Millionen Teilnehmern weltweit zeigt auf, dass sich rund ein Viertel aller Erwachsenen nicht ausreichend körperlich bewegen. Diese 2 Millionen repräsentieren 96% der globalen Bevölkerung. Den Schätzungen der Studie zufolge sind demzufolge rund 1-4 Milliarden Erwachsene gefährdet, aufgrund von Bewegungsmangel gesundheitsschädliche Folgen zu erleiden. (Guthold et al., 2018, S. 1083). Die WHO fordert, im Hinblick auf einen positiven gesundheitlichen Benefit, welches unlängst bekannt ist, in der „Strategie der Europäischen Region der WHO zur Bewegungsförderung (2016-2025)" regelmäßige Bewegung in den Schulen (WHO, 2015, S. 11;16). Den Empfehlungen der WHO zufolge sollten sich, vor dem Hintergrund des gesundheitlichen Benefit, Kinder und auch Jugendliche täglich 60 Minuten bewegen (WHO, 2015, S. 6). Diesbezüglich ist es wiederum die Aufgabe der Schule oder Lehrinstituten durch Bildung gezielt an diesem Punkt anzuknüpfen. Es ist unlängst bekannt, dass ein Mangel an Bewegung, Diabetes, Bluthochdruck oder auch Übergewicht begünstigen (Bös & Krug, 2011, S. 157). Eine nationale Empfehlung für Bewegung und Bewegungsförderung empfiehlt für Erwachsene im Alter zwischen 18 und 65 Jahren eine aerobe körperliche Aktivität von mindestens 150 Minuten pro Woche (Rütten & Pfeifer, 2017, S. 32). Viele weitere Studien weisen eine Korrelation in Bezug auf Konzentrationszuwachs und Bewegung nach (Ayan, 2009, S. 31–39). Weitere Studien der Neurowissenschaft gehen auch von einer verbesserten geistigen Fähigkeit aus, die durch gezielte körperliche Aktivität hervorgebracht wird (Temporowski, S. 297). Die kognitive Leistungsfähigkeit bei Erwachsenen kann durch stetige körperliche Aktivität verbessert werden, so eine Studie von (Ratey & Loehr, 2011, S. 171–185). Einer weiteren Studie zufolge, welche die Bewegungsintensität bei Kindern und Jugendlichen im

Alter von 3 - 17 Jahren untersuchte, bewegten sich lediglich 27,5 % nach den Empfehlungen der WHO 60 Minuten täglich ausreichend. Betrachtet man die soziale Stellung und auch den Bildungsstand der Kinder und Jugendlichen so konnten signifikante Ergebnisse im Hinblick auf Bewegung festgestellt werden. Der Unterschied zwischen dem niedrigen und hohen sozialen Status ist zu Ungunsten der Niedrigen von 20,7 %. Demzufolge ist eine erhöhte sportliche Aktivität mit hohem sozialem Status zu verzeichnen. Zwischen den unterschiedlichen Sozialgruppen jedoch besteht im Hinblick auf die Empfehlung der WHO zur täglichen körperlichen Bewegung keine Varianz. Auch die Aktivität bei Kindern und Jugendlichen in Sportvereinen variiert zwischen den sozialen Schichten. 74,1% aus hohen sozialen Schichten sind in einem Sportverein aktiv. Im Gegensatz dazu sind es bei Kindern und Jugendlichen aus niedrigen sozialen Schichten lediglich 42,8 % (Manz et al., 2014, S. 843). Auch die Schwimmfähigkeit bei Kindern und Jugendlichen ist abhängig von der sozialen Herkunft und des sozialen Status. Einer Studie zufolge sind rund 90 % der 5 bis 17-jährigen aus hohen Statusgruppen schwimmfähig. 77 % ist der Anteil der Schwimmfähigen bei niedrigem sozialem Status. Auffallend ist, dass der Erwerb der Schwimmfähigkeit bei den niederen sozialen Schichten rund 1,5 Jahre später eintritt (Kuntz et al., 2016, S. 140).

Den Ergebnissen verschiedenster Studien zufolge, die auf eine verbesserte kognitive Leistungsfähigkeit durch Bewegung hinweisen, kann Sport und Bewegung auch ein Schlüssel zur besseren Bildung und Gesundheit sein. Über die dennoch prekäre Situation des Bewegungsmangels bei Personen mit mangelhafter Bildung berichtet auch eine Studie aus dem Jahr 2012. Der Unterschied gegenüber Personen mit hoher oder ausreichender Bildung bezifferte sich auf rund 14 % (Mielck et al., 2012, S. 29).

4.5 Gesundheitsrelevante Verhaltensweisen

Neben dem Mangel an Bewegung sind weitere gesundheitsrelevante Verhaltensweisen, wie etwa das Rauchen oder Adipositas häufiger in niederen sozialen Schichten anzutreffen. Der Anteil der Erwachsenen, die sich gesundheitsbewusst ernähren ist nach dem aktuellen Bildungsbericht bei Personen mit Universitätsabschluss oder nachgeholtem Hochschulabschluss höher als mit dualer Ausbildung (Maaz et al., 2020, S. 19). Die Auffassung über gesundheitsförderliche Verhaltensweisen unterscheidet sich auch in den gesellschaftlichen Klassen zuungunsten der Bildungsfernen. Insbesondere der Anteil der Raucher ist bei Hauptschüler/innen im Vergleich zu Schüler/innen aus höheren Bildungseinrichtungen deutlich erhöht (Nationaler Bildungsbericht, 2016, S. 187).

Jugendliche aus niedrigen Schichten fangen früher mit dem Rauchen an und die Wahrscheinlichkeit damit aufzuhören ist geringer (Kuntz et al., 2014, S. 652). Weitere Unterschiede konnten Baker und Illsley feststellen. Mit Ausnahme der Frauen ist der Alkoholkonsum in unteren Bildungsschichten erhöht. Neben mangelnder Bewegung ist auch das Hygieneverständnis in dieser Gruppe minder, welches dazu führt, dass entsprechend Wenige an Vorsorgemaßnahmen teilnehmen (Baker & Illsley, 1990).

Ein Beispiel dafür bietet die Brustkrebsprävention. Bei der Brustkrebsvorsorgeuntersuchung können durch das Mammographie-Screening kleine, noch nicht tastbare Tumore entdeckt werden. Verzerrungen durch einen "healthy screenee bias" entstehen, wenn vorwiegend gesundheitsbewusste Frauen an Screening Maßnahmen teilnehmen. Da die Teilnahme an einem Mammographie-Screening freiwillig ist, kann davon ausgegangen werden, dass Frauen mit allgemeiner unzureichender Hygiene diese nicht wahrnehmen oder nicht an Früherkennungskampagnen teilnehmen. Die Vermutung liegt nahe, dass in Gebieten mit einer niedrigen Brustkrebsvorsorgeuntersuchung die Anteile kleinerer Tumorgrößen höher sind als in Gebieten mit einer niedrigen Brustkrebsvorsorgeuntersuchung. Dies konnte nach einer Mammographie-Kampagne 1999 in einigen Gebieten Deutschlands, insbesondere dem Saarland mit einer geringen Früherkennungs-Aktivität, nachgewiesen werden (Giersiepen et al., 2005). Wenn man in diesem Zeitraum die Arbeitslosenquote des Saarlandes mit Deutschland vergleicht sind diese rund zwei bis drei Prozentpunkte über dem westdeutschen Wert (Fuchs et al., 2009, S. 8–9). Der Verdacht eines Zusammenhangs liegt nahe.

Die soziale Ungleichheit ist bezugnehmend auf die Gesundheit im mittleren Lebensalter markanter als im Höheren, obgleich sich die finanziellen Ressourcen, aufgrund des durch höhere Bildung besseren Lebensstils, positiv auf die Gesundheit auswirkt. Ein schützender Faktor gegenüber der Altersdemenz konnte bei Personen mit hoher Bildung festgestellt werden (Lampert et al., 2005, S. 117–125).

5 Fazit

Bildung hat aufgrund der Datenlage einen hohen Einfluss auf die Gesundheit eines Individuums und auf sein soziales Umfeld, welches sich in der Entwicklungsfähigkeit von bspw. Kindern auswirken kann. Bei Kindern kann ein verbessertes Wohnumfeld mit geringer Lärmbelästigung, positivem sozialen Umfeld, genügend Grünflächen sowie Sport- und Bewegungsmöglichkeiten die gesundheitlichen Risiken minimieren und positiv auf die gesundheitliche Entwicklung einwirken (Heyn et al., 2010). Vor dem Hintergrund, dass Menschen, welche die indirekten Einflüsse die das Gesundheitsverhalten beeinflussen können, kennen und diese ändern möchten, kann sich dies in der unteren sozialen Schicht durchaus schwieriger gestalten. Die Maslowsche Bedürfnispyramide beschreibt diesen Zustand, in dem sich die untere Schicht befindet, treffend. Um auf die zweite Ebene der Sicherheitsbedürfnisse bspw. berufliche Sicherheit zu gelangen muss die unterste Ebene der Grundbedürfnisse wie etwa Essen, Trinken oder körperliches Wohlbefinden, befriedigt sein (Palm & Niklas, 2017). In diesem Dilemma befinden sich oftmals Menschen der unteren Schicht die hauptsächlich darauf bedacht sind, wenigstens die Grundbedürfnisse zu befriedigen und aufgrund mangelnder Bildung nicht die Möglichkeit haben eine Ebene nach oben zu gelangen. Denn berufliche Sicherheit kann durch bessere Bildung gewährleistet sein. An diesem Punkt sei ein Beispiel zu nennen, in dem sich Personen oder Familien der unteren Schicht oftmals befinden. Um für den Unterhalt einer Familie aufzukommen benötigen Personen aus der unteren Schicht mangels Ausbildung mehrere Jobs, um Ihre Familie bspw. zu ernähren. Damit wären die Grundbedürfnisse gedeckt jedoch sind zeitliche Reserven, um Sport zu treiben, sich weiterzubilden, soziale Kontakte zu knüpfen oder gesundheitliche Ressourcen aufzubauen eingeschränkt. Diese wiederum werden benötigt, um eine weitere Ebene aufzusteigen und somit aus den unteren sozialen Schichten zu gelangen.

Die Aufgaben zur Verbesserung des gesundheitlichen Zustandes der unteren sozialen Schichten sind vielfältig. Die Politik, die Wirtschaft, das Gesundheitswesen und die Bildungseinrichtungen sind dazu aufgefordert, gezielte Präventionsmaßnahmen durchzuführen, die sich in der Verhaltens- und Verhältnisprävention wieder spiegeln. Auf der einen Seite kann durch Bildung das Bewusstsein zur Verhaltensänderung führen. Daneben ist es die Aufgabe der Politik und Wirtschaft in der Verhältnisänderung und Prävention tätig zu sein, um etwa Lebensverhältnisse zu ändern, den Mindestlohn zu erhöhen oder für eine bessere Vereinbarung von Beruf und Familie zu sorgen. Hilfe benötigen die unteren sozialen Schichten dringlich, da sie es aus eigener Kraft mangels Bildung und Ressourcen nur schwer bewerkstelligen können sozial aufzusteigen.

Betrachtet man den Artikel 14 des Grundgesetzes im Hinblick auf Bildung, wird einem bewusst, dass ein gesamtgesellschaftlicher Auftrag vorliegt der jeden betrifft, um den Schwächeren der Gesellschaft zu helfen. „Eigentum verpflichtet. Sein Gebrauch soll zugleich dem Wohle der Allgemeinheit dienen." (Grundgesetz, 1949). Die Verantwortung,

Fazit

eine gesellschaftliche Veränderung voranzutreiben, liegt demzufolge bei uns allen, so auch ein altes afrikanisches Sprichwort: „Es braucht ein ganzes Dorf, um ein Kind zu erziehen oder ein Kind stark zu machen." (Hurrelmann, 2012).

6 Literaturverzeichnis

Allmendinger, J., Giesecke, J. & Oberschachtsiek, D. (2011). *Unzureichende Bildung: Folgekosten für die öffentlichen Haushalte: Eine Studie des Wissenschaftszentrum Berlin für Sozialforschung*. Gütersloh: Bertelsmann Stiftung.

Altenhöner, T., Philippi, M. & Böcken, J. (2014). Gesundheitsverhalten und Änderungen im Gesundheitsverhalten - welche Relevanz haben Bildung und Schicht?. *(Bundesverband der Ärzte des Öffentlichen Gesundheitsdienstes (Germany))*, 76(1), 19–25.

Antonovsky, A. (1997). *Forum für Verhaltenstherapie und psychosoziale Praxis: Band 36. Salutogenese: Zur Entmystifizierung der Gesundheit* (A. Franke, Hg.) dgvt Verlag.

Ayan, S. (2009). Bewegung für den Geist. *Gehirn & Geist, 5*, 31–39.

Baker, D. & Illsley, R. (1990). Trends in inequaty in health in Europe. *International Journal of Health Science, 1*(2), 89–111.

Bengel, J., Strittmatter, R. & Willmann, H. (2009). *Was erhält Menschen gesund? Antonovskys Modell der Salutogenese - Diskussionsstand und Stellenwert ; eine Expertise. Forschung und Praxis der Gesundheitsförderung: Bd. 6*. Köln: BZgA.

Bohn, V., Rathmann, K. & Richter, M. (2010). Psychosoziale Gesundheit bei Kindern und Jugendlichen in Nordrhein-Westfalen: Die Bedeutung von Alter, Geschlecht und Schultyp. *Gesundheitswesen (Bundesverband der Ärzte des Öffentlichen Gesundheitsdienstes (Germany)), 72*(5), 293–300.

Bös, K. & Krug, S. (2011). Die Bedeutung von Motorik und Bewegung im Kindes- und Jugendalter. *Ernährung & Medizin, 26*(04), 156–160.

Bruvold, W. H. (1993). A meta-analysis of adolescent smoking-prevention programs. *American Journal of Public Health, 83*(6), 872–880.

Bundesministerium für Bildung und Forschung. (2017). *Berufsbildungsbericht 2017*. Paderborn: Bonifatius.

Grundgesetz, Bundesministerium der Justiz und für Verbraucherschutz (2020 & i.d.F.v. Grundgesetz für die Bundesrepublik Deutschland in der im Bundesgesetzblatt Teil III, Gliederungsnummer 100-1, veröffentlichten bereinigten Fassung, das zuletzt durch Artikel 1 des Gesetzes vom 15. November 2019 (BGBl. I S. 1546) geändert worden ist) from https://www.gesetze-im-internet.de/gg/BJNR000010949.html

Fazit

Bundeszentrale für politische Bildung. (2019). *Arbeitslosenquoten nach Bildungsstand |
bpb. Retrieved* 17.07.2020 from https://www.bpb.de/nachschlagen/zahlen-und-
fakten/europa/70612/arbeitslosigkeit-nach-bildung

Destatis Statistisches Bundesamt. (2019). *Bevölkerung im Alter von 15 Jahren und mehr
nach allgemeinen und beruflichen Bildungsabschlüssen nach Jahren. Retrieved*
20.07.2020 from https://www.destatis.de/DE/Themen/Gesellschaft-Umwelt/Bildung-
Forschung-Kultur/Bildungsstand/Tabellen/bildungsabschluss.html

Eime, R. M., Young, J. A., Harvey, J. T., Charity, M. J. & Payne, W. R. (2013). A
systematic review of the psychological and social benefits of participation in sport for
children and adolescents: informing development of a conceptual model of health
through sport. *The international journal of behavioral nutrition and physical activity, 10,*
98.

Engel, G. L. (1976). *Psychisches Verhalten in Gesundheit und Krankheit: Ein Lehrbuch für
Ärzte, Psychologen und Studenten* (2., unveränd. Aufl. als wiss. Taschenbuch). Bern:
Huber.

Faltermaier, T., Kühnlein, I. & Burda-Viering, M. (1998). *Gesundheit im Alltag:
Laienkompetenz in Gesundheitshandeln und Gesundheitsförderung.* Weinheim und
München: Juventa Verlag.

Faltmaier, T. (1994). *Gesundheitsbewußtsein und Gesundheitshandeln: Über den
Umgang mit Gesundheit im Alltag.* Weinheim: Beltz Psychologie Verlags-Union.

Fuchs, J., Mai, R., Micheel, F., Otto, A., Weber, B. & Göttner, D. (2009). *IAB-
Forschungsbericht: Entwicklung des saarländischen Erwerbspersonenpotenzials bis
zum Jahr 2020 mit Ausblick bis 2050* (Bd. 6). Nürnberg: Institut für Arbeitsmarkt- und
Berufsforschung.

Gärtner, K. (2002). Differentielle Sterblichkeit: Ergebnisse des Lebenserwartungssurveys.
Zeitschrift für Bevölkerungswissenschaft, 27, 185–211.

Geyer, S., Hemström, O., Peter, R. & Vågerö, D. (2006). Education, income, and
occupational class cannot be used interchangeably in social epidemiology. Empirical
evidence against a common practice. *Journal of epidemiology and community health,
60*(9), 804–810.

Giersiepen, K., Heitmann, C., Janhsen, K., Lange, C. & Rütten, A. (2005).
*Gesundheitsberichterstattung des Bundes // Körperliche Aktivität: Heft 25 Brustkrebs.
Gesundheitsberichterstattung des Bundes: Bd. 26.* Berlin:

Fazit

Goettle, G. (2001). *Gut Leiden: Frühstück mit Ivan Illich*. taz. Retrieved 22.07.2020 from https://taz.de/!1159531/

Guthold, R., Stevens, G. A., Riley, L. M. & Bull, F. C. (2018). Worldwide trends in insufficient physical activity from 2001 to 2016: a pooled analysis of 358 population-based surveys with 1·9 million participants. *The Lancet Global Health, 6*(10), e1077-e1086.

Guthold, R., Stevens, G. A., Riley, L. M. & Bull, F. C. (2020). Global trends in insufficient physical activity among adolescents: a pooled analysis of 298 population-based surveys with 1·6 million participants. *The Lancet Child & Adolescent Health, 4*(1), 23-35.

Heyn, T., Fryczewski, I., Heckenroth, M. & Schmid-Altringer, S. (2010). *Gesundheit lernen: Wohnquartiere als Chance für Kinder*. Ein Kooperationsprojekt von Bertelsmann Stiftung, Robert Koch Institut und empirica AG. Gütersloh: Media und More.

Hildebrandt, H., Pschyrembel, W. & Badenhoop, K. (Hg.). (1998). *Pschyrembel klinisches Wörterbuch* (258., neu bearbeitete Auflage). Berlin: Walter de Gruyter.

Hörmann, G. (2009). Erziehungswissenschaften und Gesundheitserziehung. In B. Wulfhorst & K. Hurrelmann (Hg.), *Handbuch Gesundheitserziehung* (35–48). Bern:Huber.

Hurrelmann, K. (2006). *Gesundheitssoziologie: Eine Einführung in sozialwissenschaftliche Theorien von Krankheitsprävention und Gesundheitsförderung* (6. Aufl.). *Grundlagentexte Soziologie*. Weinheim: Juventa-Verl.

Hurrelmann, K. (2012). *"Es braucht ein ganzes Dorf, um ein Kind zu erziehen."*. Kooperationsverbund Gesundheitliche Chancengleichheit. Retrieved 24.07.2020 from https://www.gesundheitliche-chancengleichheit.de/service/meldungen/es-braucht-ein-ganzes-dorf-um-ein-kind-zu-erziehen/

Klafki, W. (1975). *Studien zur Bildungstheorie und Didaktik* (37. Aufl.). *Beltz Studienbuch: Bd. 1*. Weinheim: Beltz.

Kleiber, D., Appel, E. & Pforr, P. (1998). Peer Education in der Präventionsarbeit. In R. Gerdes (Hg.), *Viele Wege führen nach Rom. Dokumentation der Fachtagung Peer Education*. Berlin:Landesamt für Gesundheit und Soziales.

Kreuter, H. (1995). *Prävention von Herz-Kreislaufkrankheiten: Ergebnisse und Konsequenzen der Deutschen Herz-Kreislauf-Präventionsstudie (DHP)*. *Gesundheitsforschung*. Weinheim: Juventa-Verl.

Fazit

Kuntz, B., Frank, L., Manz, K., Rommel, A. & Lampert, T. (2016). Soziale Determinanten der Schwimmfähigkeit von Kindern und Jugendlichen in Deutschland. Ergebnisse aus KiGGS Welle 1. *Deutsche Zeitschrift für Sportmedizin, 2016*(06), 137–143.

Kuntz, B., Hoebel, J. & Lampert, T. (2014). Bildungsunterschiede im Tabakkonsum und Rauchausstieg junger Erwachsener. Ergebnisse der Studie "Gesundheit in Deutschland aktuell" (GEDA) 2009 und 2010. *Gesundheitswesen (Bundesverband der Ärzte des Öffentlichen Gesundheitsdienstes (Germany)), 76*(10), 647–654.

Lampert, T., Saß, A.-C., Häfelinger, M. & Ziese, T. (2005). *Armut, soziale Ungleichheit und Gesundheit: Beiträge zur Gesundheitsberichterstattung des Bundes*. Expertise des Robert Koch-Institutes zum 2. Armuts- und Reichtumsbericht der Bundesregierung (Beiträge zur Gesundheitsberichterstattung des Bundes). Berlin: Robert Koch-Institut.

Lynch, J., Davey Smith, G., Harper, S. & Bainbridge, K. (2006). Explaining the social gradient in coronary heart disease: comparing relative and absolute risk approaches. *Journal of epidemiology and community health, 60*(5), 436–441.

Maaz, K., Artelt, C., Brugger, P., Buchholz, S., Kühne, S., Leerhoff, H., Rauschenbach, T., Rockmann, U., Roßbach, H.-G., Schrader, J. & Seeber, S. (2020). *Bildung in Deutschland kompakt 2020*. Bielefeld: wbv Publikation.

Manz, K., Schlack, R., Poethko-Müller, C., Mensink, G., Finger, J. & Lampert, T. (2014). Körperlich-sportliche Aktivität und Nutzung elektronischer Medien im Kindes- und Jugendalter : Ergebnisse der KiGGS-Studie - Erste Folgebefragung (KiGGS Welle 1). *Bundesgesundheitsblatt, Gesundheitsforschung, Gesundheitsschutz, 57*(7), 840–848.

Marotzki, W., Nohl, A.-M., Ortlepp, W. & Krüger, H.-H. (2009). *Einführung in die Erziehungswissenschaft* (2. Aufl.). *UTB Erziehungswissenschaft: Bd. 8247*. Stuttgart, Opladen: UTB GmbH; Budrich.

Mielck & Andreas. (2012). *Soziale Ungleichheit und Gesundheit. Empirische Belege für die zentrale Rolle der schulischen und beruflichen Bildung: Gesund und gebildet. Voraussetzungen für eine moderne Gesellschaft*. Göttingen: Vandenhoeck & Ruprecht, 129–145.

Mielck, A. & Helmut, U. (2016). Soziale Ungleichheit und Gesundheit. In K. Hurrelmann & O. Razum (Hg.), *Handbuch Gesundheitswissenschaften* (6. Aufl., 493–515). Weinheim, Basel:Beltz Juventa.

Fazit

Mielck, A. (2008). *Armut macht krank - Krankheit macht arm: Vermeidung von Scham und Stigmatisierung bei Maßnahmen zur Verringerung der gesundheitlichen Ungleichheit.* Wien, 41–44.

Mielck, A., Lüngen, M., Siegel, M. & Korber, K. (2012). *Folgen unzureichender Bildung für die Gesundheit.* Gütersloh: Bertelsmann Stiftung.

Mielck, A., Vogelmann, M., Schweikert, B. & Leidl, R. (2010). Gesundheitszustand bei Erwachsenen in Deutschland: Ergebnisse einer repräsentativen Befragung mit dem EuroQol 5D (EQ-5D). *Das Gesundheitswesen, 72,* 476–486.

Ministerium für Arbeit, Soziales, Gesundheit und Familie des Landes Brandenburg (2008). Gesunde Zähne für ein fröhliches Lachen: Zur Mundgesundheit der Kinder und Jugendlichen im Land Brandenburg(6) (Beiträge zur Sozial- und Gesundheitsberichterstattung).

Mittelstraß, J. (2002). Bildung und ethische Maße. *Die Zukunft der Bildung,* 151–170.

Nagel, G., Peter, R., Braig, S., Hermann, S., Rohrmann, S. & Linseisen, J. (2008). The impact of education on risk factors and the occurrence of multimorbidity in the EPIC-Heidelberg cohort. *BMC public health, 8,* 384.

Nationaler Bildungsbericht. (2016). *Wirkung und Erträge von Bildung,* 181–196.

OECD Organisation für wirtschaftliche Zusammenarbeit und Entwicklung (Hg.). (2006). *Bildung auf einen blick : OECD-indikatoren 2005* (2005 edition). Bielefeld: W. Bertelsmann Verlag.

Palm & Niklas. (2017). *Die Maslowsche Bedürfnispyramide: Motivation und Bedürfnisse des Menschen.* Stuttgart: Landeszentrale für politische Bildung Baden-Württemberg.

Peter, R., Yong, M. & Geyer, S. (2003). Schul- und Berufsausbildung, beruflicher Status und ischämische Herzkrankheiten: eine prospektive Studie mit Daten einer gesetzlichen Krankenversicherung in Deutschland. *Sozial- und Praventivmedizin, 48*(1), 44–54.

Raithel, J., Dollinger, B. & Hörmann, G. (2009). *Einführung Pädagogik: Begriffe, Stromungen, Klassiker, Fachrichtungen* (3. Aufl.). Wiesbaden: VS Verlag für Sozialwissenschaften / GWV Fachverlage GmbH Wiesbaden.

Ratey, J. J. & Loehr, J. E. (2011). The positive impact of physical activity on cognition during adulthood: a review of underlying mechanisms, evidence and recommendations. *Reviews in the neurosciences, 22*(2), 171–185.

Fazit

Robert-Koch-Institut. (2015). *Gesundheit in Deutschland. Gesundheitsberichterstattung des Bundes - Gemeinsam getragen von RKI und Destatis.* Berlin:

Rütten, A. & Pfeifer, K. (Hg.). (2017). *Forschung und Praxis der Gesundheitsförderung: Sonderheft 3. Nationale Empfehlungen für Bewegung und Bewegungsförderung* (1. Aufl.). Köln: Bundeszentrale für gesundheitliche Aufklärung (BZgA).

Sassi, F. (2010). *Obesity and the Economics of Prevention.* Paris: OECD.

Schweizer, K. (2006). *Leistung und Leistungsdiagnostik: Mit 18 Tabellen.* Heidelberg: Springer Medizin.

Tomporowski, P. D. Effects of acute bouts of exercise on cognition. *acta psychologica, 2003*(112), 297–324.

Verbeck, D. & Petermann, F. (1999). Gewaltprävention in der Schule: Ein Überblick. *Gesundheitspsychologie, 7,* 133–146.

Weniger, E. (1958). Zur Geschichte der politischen Erziehung in Deutschland. *Die Sammlung, 8*(7), 138.

WHO. (4. Juli 2020). *Verfassung der Weltgesundheitsorganisation vom 22. Juli 1946.* Retrieved 14.07.2020 from https://www.admin.ch/opc/de/classified-compilation/19460131/

Wood, E. F. (22. Juli 2020). *Zitat Wood Bildung – Rudolf Steiner Schule Solothurn.* Retrieved 22.07.2020 from http://www.steinerschulesolothurn.ch/testimonial/zitat-kennedy-bildung/

World Health Organization Regional Office for Europe. (2015). *Strategie der Europäischen Region der WHO zur Bewegungsförderung (2016-2025): EUR/RC65/9: Physical activity strategy for the WHO European Region 2016-2025 - de.* Malta: Health Promotion and Disease Prevention Directorate.

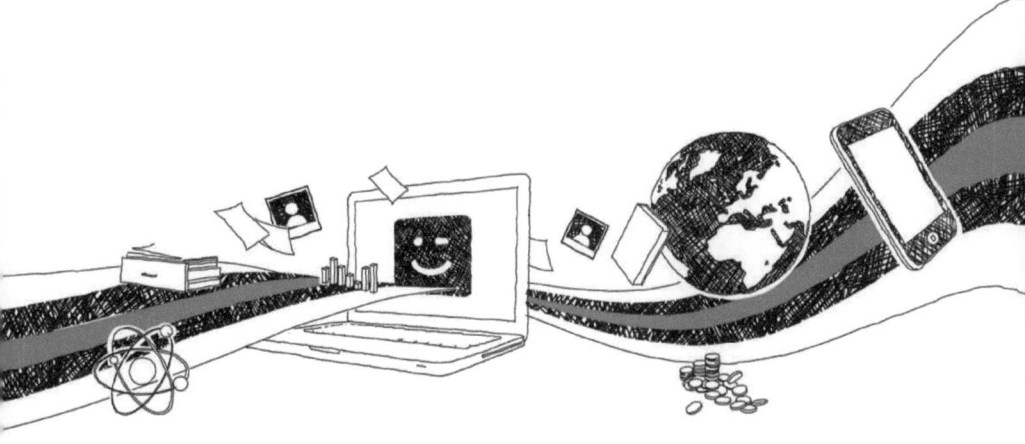
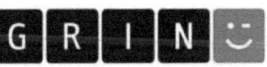